TERMOMAMOGRAFÍA
Una nueva era en
PREVENCIÓN y DETECCIÓN
del Cáncer de Mama

Dr Nyjon. K. Eccles
BSc MBBS MRCP PhD

© El Roble Edition

Todos los derechos reservados

Ediciones El Roble

www.elroble.us

Todos los derechos reservados. Ninguna parte de este libro puede ser reproducida, almacenada en un sistema de recuperación o transmitida de ninguna forma ni por ningún medio, ya sea electrónico, mecánico, por fotocopia, grabación, escaneado o cualquier otro, con la excepción de una breve cita en reseñas o artículos, sin el permiso previo por escrito del editor.

Publicado en España 2024 11 Primera edición
Traducción: Phil Lange

ISBN: 979 8301 634 864

El libro puede solicitarse directamente a la siguiente dirección: pedido@www.elroble.us

Ou sur le site web: elroble.us/termomamografia

Sobre el autor

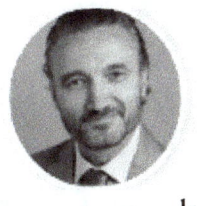 El Dr. Nyjon Eccles BSc, MBBS, MRCP, PhD es uno de los médicos de Medicina Integrada más respetados del Reino Unido y ha estado a la vanguardia en el uso de la atención sanitaria natural pionera, innovadora y rompedora durante la última década.

Posee numerosos títulos médicos y académicos, entre ellos el MBBS, y es miembro del Royal College of Physicians (MRCP). También es doctor en Farmacología (Londres).
A lo largo de los años, el Dr. Eccles se ha forjado una envidiable reputación como defensor de los hombres y mujeres que buscan acceso a una gama más amplia de opciones de tratamiento y prevención en la gestión de su salud.
El Dr. Eccles, que ejerce en una clínica del centro de Londres, The Natural Doctor, está especializado en termografía mamaria Thermocheck®, tratamiento natural de la menopausia, incluido el reemplazo hormonal bioidéntico natural, programas para envejecer mejor y restauración natural del cabello BioGroHair® (ha desarrollado una fórmula revolucionaria y eficaz que está pendiente de patente internacional).

En el Doctor Natural, la prevención está en el centro de todo lo que hace el Dr. Eccles. El objetivo es fortalecer el cuerpo contra la enfermedad, la dolencia y el envejecimiento de la forma más natural, no invasiva y segura posible y utilizando tratamientos pioneros, muchos de los cuales han sido diseñados como resultado de mis años de experiencia en la práctica médica convencional y natural y la farmacología.

Índice

Sobre el autor	3
Dedicatoria del libro	7
Audiolibro disponible	8
Introducción	11
ES NECESARIA UNA DETECCIÓN PRECOZ	15
El papel de la termografía	23
La termografía y la detección precoz del cáncer de mama	33
Documentos adicionales de los últimos 10 años que proporcionan más pruebas para apoyar el valor potencial de la termografía para el cribado del cáncer de mama	41
UN NUEVO DESARROLLO INNOVADOR DE BAJO COSTE PARA LA TERMOGRAFÍA MAMARIA Y LA EVALUACIÓN DE LA SALUD DE LAS MAMAS	47
¿QUÉ OCURRE SI UN TERMOGRAMA ES ANORMAL? ¿CÓMO SE PUEDE NORMALIZAR?	51
AVANCES EN TERMOMAMOGRAFÍA: CAMBIANDO LAS REGLAS DEL JUEGO EN EL DIAGNÓSTICO DEL CÁNCER DE MAMA	55
Mejora de la detección del cáncer de mama: Un análisis comparativo de sensibilidad y especificidad	65

Avanzando en la detección del cáncer: La precisión de la biopsia líquida	71
Observaciones finales	77
Acceda a su	80
Diario de salud mamaria	80
En pdf	80
MIS 20 AÑOS DIARIO DE SALUD MAMARIA	81
¿Cómo obtener el escáner Thermocheck®?	87

Dedicatoria del libro

Dedico este libro a todos los pioneros que nos han precedido y que han realizado importantes contribuciones a la salud humana. Muchos de ellos han soportado el ridículo, la crítica y la oposición; a pesar de ello, decidieron marcar la diferencia porque era lo correcto. Que el trabajo y las innovaciones descritas en este libro dejen su huella y contribuyan a "Cambiar las reglas del juego en el riesgo de cáncer de mama".

Dr. Nyjon Eccles BSc, MBBS, MRCP, PhD

Audiolibro disponible

Para que el complejo e importante contenido de este libro sea más accesible y fácil de entender e integrar, hemos creado también una versión en audiolibro.

A continuación se ofrecen dos versiones a precios especiales para los lectores.

Enlace : https://elroble.us/audio/nethermoes

Audiolibro leído por el traductor.

El audiolibro también está disponible como lectura en voz alta con comentarios y explicaciones del autor.

Enlace : https://elroble.us/audio/nethermoesext

El audiolibro está disponible en varios idiomas
(Ver enlace)

Introducción

Estimado lector

He reunido una serie de artículos que había escrito sobre el reto de reducir el riesgo de cáncer de mama. Esto se basa en mis más de 20 años de experiencia clínica en este campo, particularmente en el área de la medicina funcional aplicada a la salud de la mama.
Esta colección de artículos fue impulsada por
    1) La casi insignificante oferta de aportaciones de la medicina convencional en términos de cambiar el riesgo de cáncer de mama de las mujeres y
    2) Mi experiencia y éxito con los tratamientos nutracéuticos en el apoyo a la fisiología de la mama.

El énfasis de la medicina convencional en la detección de enfermedades hace que a menudo se pasen por alto los primeros signos de enfermedad. Esto suele deberse a diagnósticos inadecuados. En este libro se analiza críticamente la mamografía como "patrón oro" del diagnóstico en el cribado mamario, así como una tecnología mejor capaz de detectar signos tempranos de alteración de la fisiología mamaria y de riesgo futuro. Este análisis de la termografía estandarizada asistida por ordenador (ThermoCheck®) pasa a explicar los avances más recientes en la aplicación de la termografía asistida por IA para lograr una capacidad diagnóstica no invasiva y superior a la de la mamografía en el diagnóstico del cáncer de mama.

Además, la noción de que los fármacos son la única forma de tratamiento es, según mi conocimiento y experiencia, un grave error; entre otras cosas porque la mayoría de los medicamentos farmacéuticos están asociados a efectos secundarios no deseados y, además, existen, según mi experiencia, formas menos invasivas de remediar los cambios fisiológicos tempranos de la mama basadas en una intervención adecuada de nutrientes y nutracéuticos. Esto se discute con más detalle en mi libro "Cambiando el juego en el riesgo de cáncer de mama"

Así pues, querido lector, el propósito de esta serie de artículos es hacerle saber que disponemos de tecnología para detectar el cáncer de mama mucho antes y de forma más fiable con la ayuda de la termografía mamaria no invasiva avanzada. Y lo que es más importante, la misma tecnología sirve para identificar a las mujeres que tal vez no padezcan cáncer de mama en la actualidad, pero que corren un mayor riesgo de padecerlo en los años siguientes. Es este último grupo el que, con una intervención nutricional correctamente aplicada, puede ver reducido su riesgo de forma significativa, como demuestra la normalización de sus Termogramas anormales.

Por último, el libro contiene un capítulo sobre el uso de la tecnología de BIOPSIA LÍQUIDA, es decir, la biopsia realizada a partir de una extracción de sangre, y destaca el alto grado de precisión que puede alcanzarse actualmente utilizando este método para detectar de forma no invasiva la presencia de cáncer de mama.

En resumen, **actualmente tenemos la capacidad de detectar el cáncer de mama de forma no invasiva, sin la invasividad de las mamografías y, lo que es más importante, de identificar a las mujeres con mayor riesgo futuro de padecer cáncer de mama.** Hemos demostrado la capacidad de neutralizar, mediante nutracéuticos seguros, las señales térmicas que reflejan el mayor riesgo de una mujer de desarrollar cáncer de mama. Un futuro con baja incidencia de cáncer de mama está a nuestro alcance ahora mismo. Aprovechemos este momento para marcar la diferencia en el mundo en lo que respecta a una de las mayores amenazas para la salud de la mujer. Por un futuro sin cáncer de mama.

Dios te bendiga

Dr. Nyjon K. Eccles

PS. Todos los artículos están referenciados con pruebas científicas de apoyo. Dado que se prepararon como artículos independientes, es posible que haya alguna repetición debido al evidente solapamiento de los temas tratados.

ES NECESARIA UNA DETECCIÓN PRECOZ

EL PAPEL DE LA TERMOGRAFÍA

Urge replantearse el papel de la mamografía en el cribado mamario: Es necesaria una detección más temprana y segura.

"Nuevas dudas sobre las pruebas del cáncer de mama: **Harvard descubre que el cribado rutinario no reduce las muertes**"

Este es el titular publicado por el periódico Daily Mail (Reino Unido). Se refiere a un estudio publicado en JAMA (Journal of American Medical Association). Los autores concluyeron, **a partir de su estudio de 16 millones de mujeres, que las mamografías rutinarias en mujeres de cierta edad están dando lugar a un número significativo de 1 falsos positivos.** El resultado de esto es que "**lleva a algunas mujeres a someterse a una quimioterapia innecesaria pero agotadora**" (Harding et al, 2015).

Un estudio reciente publicado en el British Medical Journal (BMJ) -uno de los mayores y más largos estudios sobre mamografías realizados hasta la fecha- en el que participaron 90.000 mujeres a las que se hizo un seguimiento durante 25 años concluyó que las mamografías no tienen absolutamente NINGÚN impacto en la mortalidad por cáncer de mama. (Miller et al,2014)). Añádase a esto la revisión de la Colaboración Cochrane por Gotzsche & Jorgensen en 2013 que tampoco encontró evidencia de que el cribado mamográfico tenga un efecto sobre la mortalidad general, lo que, en conjunto, pone seriamente en duda si el cribado mamográfico realmente beneficia a las mujeres.

En abril de 2014, un comité de revisión suizo publicó las conclusiones de un estudio de un año de duración sobre el cribado mamográfico, tras el cual se tomó la decisión sin precedentes de eliminar progresivamente las mamografías de cribado. Se trataba de una iniciativa independiente de evaluación de tecnologías sanitarias. El equipo de expertos de la junta incluía un especialista en ética médica, un epidemiólogo clínico, un farmacólogo, un cirujano oncológico, una enfermera científica, un abogado y un economista sanitario. Concluyeron que "las pruebas simplemente no respaldaban el consenso global de otros expertos en la materia, que sugerían que las mamografías eran seguras y capaces de salvar vidas". El informe causó un gran revuelo entre la comunidad médica suiza, pero se hace eco de la opinión cada vez más extendida en todo el mundo (basada en datos científicos publicados como los mencionados anteriormente) de que la mamografía para el cribado del cáncer de mama en poblaciones asintomáticas ya no tiene sentido.

El equipo suizo extrajo 3 conclusiones principales de su revisión (Este artículo se publicó el 16 de abril de 2014. en NEJM.org)

Los ensayos clínicos estaban desfasados. Afirmaban: "¿Podría seguir detectándose en un ensayo realizado en la actualidad el modesto beneficio del cribado mamográfico en términos de mortalidad por cáncer de mama que se demostró en los ensayos iniciados entre 1963 y 1991:" Se referían al gran estudio BMJ más reciente y a la revisión Cochrane ya citada anteriormente.

Los beneficios no compensan claramente los perjuicios
Los expertos señalaron que estaban "sorprendidos por lo poco obvio que resultaba que los beneficios del cribado mamográfico superaban a los perjuicios "

Las percepciones de las mujeres sobre los beneficios de la mamografía no coinciden con la realidad
Los autores afirman: "Es fácil promover el cribado mamográfico si la mayoría de las mujeres creen que previene o reduce el riesgo de contraer cáncer de mama y salva muchas vidas gracias a la detección precoz de tumores agresivos. **Estaríamos a favor del cribado mamográfico si estas creencias fueran válidas. Desgraciadamente, no lo son** y creemos que es necesario decírselo a las mujeres desde una

perspectiva ética. Un programa de salud pública que no produce claramente más beneficios que perjuicios es difícil de justificar. Proporcionar información clara e imparcial, promover una atención adecuada y evitar el sobrediagnóstico y el sobretratamiento sería una mejor opción.

El BMJ publicó (BMJ 2014;348) un útil resumen basado en estadísticas estadounidenses del estado de la detección con Mamografía (como abajo):

- Por cada muerte por cáncer de mama que se evite en las mujeres estadounidenses a lo largo de 10 años de cribado anual a partir de los 50 años de edad.
- Entre 490 y 670 mujeres tienen probabilidades de obtener un falso positivo en la mamografía con la repetición del examen
- 70 a 100 una biopsia innecesaria
- De 3 a 14 años, un cáncer de mama sobrediagnosticado que nunca se habría manifestado clínicamente

La manera desenfadada en que algunos médicos, y luego la prensa datos actuales sobre mamografías es escandalosa.

Es, en mi opinión, escandalosa **Seguimos engañando a las mujeres dándoles una falsa sensación de seguridad** con el actual programa de cribado. Ya es tarde, pero no es demasiado tarde para cambiar. Suiza debe ser por haber tomado una decisión que deberían haber tomado por todas las fraternidades médicas hace años.

Las pruebas han estado ahí, pero hemos optado por hacer la vista gorda. ¿Qué nos dicen las pruebas? Nos dice que **la mamografía no salva vidas**. Las pruebas también sugieren que hace más mal que bien. Por lo tanto, **no es adecuada para el propósito para el que fue instituida.** Un estudio independiente
   la galardonada película "La promesa" (2014), reúne comentarios útiles y perspicaces de varios expertos sobre el

cribado mamario y, en particular, por qué debemos reconsiderar la mamografía como herramienta de cribado

¿Es la mamografía una detección precoz?

Ya hay bastantes dudas sobre la seguridad y precisión de la mamografía como herramienta de cribado, pero hay otro debate importante sobre su uso en la detección precoz del cáncer de mama.

Es un hecho generalmente aceptado que la mamografía, y por ende la resonancia magnética de mama, no pueden detectar con fiabilidad tumores de menos de 1 cm de tamaño. Este hecho por sí solo debería plantear dudas sobre su uso como método de detección precoz por las siguientes razones

- **El tumor tarda 10 años en alcanzar un tamaño de 1 cm** Esto se basa en la siguiente información
- Se calcula que hay aproximadamente mil millones de células cancerosas en UN centímetro cúbico de tejido mamario.
- Las células cancerosas tardan aproximadamente 120 días en replicarse, es decir, 3 divisiones celulares al año (Benfield & Benfield. 1997)
- **El número de vasos sanguíneos que irrigan un tumor es proporcional a la probabilidad de metástasis o de que ese tumor**
- Pasan 5 años desde que una célula se vuelve maligna hasta que puede hacer metástasis (Folkman .1994)

El resultado neto de estos cambios celulares es que un cáncer puede tener potencial metastásico 5 años antes de

que pueda detectarse en un cribado convencional como la mamografía o incluso la resonancia magnética Los datos derivados de la escisión amplia de tumores (4 cm de tejido mamario) que en una mamografía se consideraban una sola masa muestran que hasta tWO tercios de estos cánceres detectados resultan ser
multifocal(1 e. hay otros depósitos de cáncer más pequeños 1en los 4cm de tejido extirpado que fueron (Bleicher & Morrow 2007)

CONCLUSIÓN

Esto nos lleva a la conclusión lógica de que
la mamografía NO es un método de detección de tumores detectar tumores suffificientemente precoz.

Esta es probablemente una de las razones por las que los más recientes estudios mencionados anteriormente concluyen que no hay pruebas de que la mamografía no hay pruebas de que el cribado mamográfico salve vidas.

Detecta los cánceres cinco años demasiado tarde.

Hay una necesidad urgente de encontrar un método que permita detectar antes el cáncer de mama y un método que pueda pueda utilizarse sistemáticamente

El papel de la termografía

La termografía cambia las reglas del juego

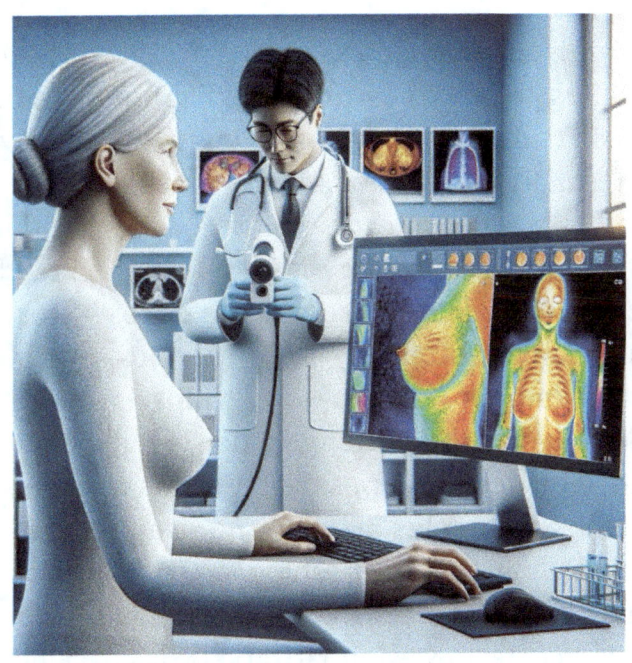

In un artículo reciente en el Sunday Mail del Reino Unido (publicado el 12 de julio de 2015). El Dr. Wollaston MP pidió la prohibición de la termografía mamaria, mientras que defendió el cribado mamográfico Esto no tiene absolutamente ningún sentido sobre la base de los datos científicos existentes cuando se ve en su totalidad. Como médico responsable. Nunca he defendido que la termografía deba sustituir a la mamografía, sino que las pruebas demuestran que tiene todo el derecho a ocupar un lugar como herramienta complementaria en la detección precoz de los cánceres de mama en desarrollo. He perdido la cuenta del número de pacientes en las que el primer signo de un cáncer de mama en desarrollo ha sido un termograma anormal que ha permitido una intervención terapéutica mucho más temprana.

La termografía mamaria no es una tecnología nueva e incluso en **los primeros estudios realizados en la década de 1980** con cámaras infrarrojas no digitales se obtuvieron algunos resultados impresionantes que confirmaban su capacidad para detectar cánceres precoces. A continuación hago referencia a algunos de ellos. **La tecnología se basa en la detección del calor procedente de los senos mediante cámaras digitales de infrarrojos sensibles a cambios de temperatura de 0,03 grados.** La evolución de los infrarrojos digitales ha aumentado sin duda la sensibilidad de detección posible con estas cámaras. Es cierto que los protocolos definidos no siempre están estandarizados en todos los estudios, lo que puede ser una de las razones de algunas de las conclusiones variables. La preparación correcta y estandarizada de las pacientes, la inclusión de la estimulación autónoma dinámica del frío y el análisis informatizado de las imágenes han contribuido en gran medida a la sensibilidad y especificidad de la termografía mamaria. Más recientemente, la incorporación de la IA ha aumentado aún más la sensibilidad y especificidad de la detección.

Un estudio publicado en 2014 en The International Journal of Surgery informó sobre el cribado termográfico de 1008 sujetos en la India con termografía

Cuarenta y nueve mamas femeninas presentaban termogramas con gradientes de temperatura superiores a 2,5 y fueron sometidas a una triple evaluación. Cuarenta y uno de los que presentaban gradientes de temperatura superiores a 3 grados resultaron tener cáncer de mama y se les ofreció un tratamiento adecuado. Ocho termogramas tenían gradientes de temperatura superiores a 2,5 pero inferiores a 3 grados. La mayoría de ellas eran madres lactantes o padecían enfermedades fibroquísticas de la mama. Como modalidad de cribado, la termografía mostró una sensibilidad del 97,6%, una especificidad del 99,17%, un valor predictivo positivo del 83,67% y un valor predictivo negativo del 99,89%. **Los autores concluyeron que la termografía era una herramienta muy útil para el cribado**, ya que **no produce dolor por contacto, no emite radiación** y es relativamente portátil, por lo que puede utilizarse como técnica proactiva para la detección del carcinoma de mama (Rassiwala et al 2014).

Un estudio publicado en The American Society of Breast Surgeons en 2008, concluyó una alta sensibilidad y valor predictivo de la Termografía Mamaria Los autores tomaron imágenes térmicas a 92 pacientes sometidas a biopsia mamaria. Sesenta de las 94 biopsias eran malignas y 34 benignas. La termografía identificó 58 de 60 tumores malignos. La sensibilidad fue del 97%. 44% de especificidad y 82% de valor predictivo negativo. La conclusión de los autores es que **la termografía es un valioso complemento de la mamografía y la ecografía, especialmente en mujeres con mamas densas.**

Dado que la termografía detecta cambios fisiológicos (calor generado por el aumento del metabolismo celular y/o la formación de nuevos vasos sanguíneos, es decir, angiogénesis, que preceden a la aparición de un cambio estructural visible en una mamografía, ecografía o resonancia magnética), nos brinda la oportunidad de detectar antes un cáncer en desarrollo. Citaré aquí otros dos estudios, pero remito al lector a una revisión más detallada de otros estudios de termografía mamaria en el capítulo siguiente.

Spitalier y asociados (1982) examinaron a 61.000 mujeres mediante termografía durante un periodo de 10 años. La termografía detectó el 91% de los cánceres no palpables.

Los autores también señalaron que, en pacientes sin sospecha clínica o radiográfica de malignidad, un termograma mamario persistentemente anormal representa el mayor factor de riesgo conocido para el desarrollo futuro de cáncer de mama1.

Gros & Gauthne.(1980) estudiaron a 58.000 mujeres sometidas a cribado con termografía y luego siguieron a 1.527 pacientes con mamas inicialmente "sanas" pero termogramas anormales durante 12 años. De esta cohorte, el 40% desarrollaron neoplasias malignas en un plazo de 5 años. El estudio concluyó que "un termograma anormal es el marcador más importante de un alto riesgo de desarrollar cáncer de mama en el futuro".

¿Qué podemos concluir de estos estudios? En primer lugar, que no deben ignorarse. En segundo lugar, que la termografía no es una herramienta de diagnóstico, es decir, que un termograma anormal no significa cáncer. En tercer lugar, que una imagen térmica anormal en serie identifica a una mujer con un mayor riesgo de desarrollar cáncer.

Además, el potencial de esta tecnología como herramienta de cribado se pone de manifiesto en el amplio estudio de Spitaller citado anteriormente, en el que el 91% de los cánceres no palpables, es decir, los tumores que no podían palparse con la mano o radiografiarse, se detectaron de forma fiable mediante termografía mamaria. Además de la posible detección precoz de los cánceres de mama, esta tecnología presenta otras ventajas que merece la pena mencionar:

- Se trata de una tecnología relativamente barata: una simple habitación que puede ser refrigerada y las cámaras son relativamente baratas.
- Es una tecnología fácilmente transportable
- Los últimos análisis informatizados de imágenes **ahorran mucho tiempo a los médicos en la interpretación** y la elaboración de informes.
- Es **totalmente no invasiva y no utiliza radiaciones ionizantes** (las cámaras son detectores del calor infrarrojo emitido por el tejido mamario).
- Por lo tanto, **puede repetirse tantas veces como sea necesario sin temor a posibles efectos perjudiciales** para el paciente.
- **No es necesario comprimir las mamas,** por lo que se trata de un **procedimiento** totalmente **indoloro**.
- **Puede utilizarse para examinar las mamas de mujeres jóvenes,** ya que no se ve afectado por el tejido mamario denso (lo que supone otra ventaja para la

detección precoz); las mujeres pueden ser exploradas a una edad más temprana que con la mamografía.

El autor utiliza la termografía mamaria en su consulta desde hace 10 años. Se utiliza ad Juncnvely según la aprobación de la FDA en 1982. La termografía ThermoCheck â representa un avance significativo en la tecnología termográfica mamaria.

Las mujeres con gammagrafías térmicas anormales son remitidas a las gammagrafías estructurales apropiadas para su edad (ecografía, resonancia magnética o mamografía) para excluir la existencia de una lesión estructural mensurable. Los estudios futuros deben utilizar protocolos definidos y aprobados que incorporen la provocación autonómica y la preparación adecuada de la paciente y, preferiblemente, el análisis informatizado de las imágenes para evitar la variabilidad en la interpretación. Este es el caso de ThermoCheckâ. ThermoCheck â Computer-assisted Breast Thermography 1ya está disponible y debería ser el método de elección en el uso clínico y la investigación.

Por último, es ingenuo suponer que las mujeres no han investigado o desconocen parte de la información anterior, especialmente la relativa a la falta de fiabilidad de la mamografía como herramienta de cribado. Estas mujeres deciden NO hacerse mamografías. ¿No es mejor ofrecer a estas mujeres que rechazan las mamografías algún tipo de cribado? ¿Está bien que el Gobierno interfiera y quite esta opción a mujeres bien informadas? ¿Qué ocurre con las mujeres jóvenes con antecedentes familiares de cáncer de mama, para las que la mamografía no es adecuada y es menos sensible?

Debido a que su tejido mamario es más denso? (Además, los senos jóvenes parecen ser más sensibles a los efectos nocivos de la radiación ionizante). ¿No deberíamos ofrecer algo diferente a las mujeres más jóvenes en situación de riesgo? La resonancia magnética de mama puede estar indicada para estas mujeres jóvenes, pero ¿es este escáner estructural lo suficientemente precoz? La termografía podría utilizarse para examinar a estas mujeres jóvenes sin tener que preocuparse por los daños de la radiación ionizante y para ayudar a identificar qué mujeres están en riesgo y necesitan un seguimiento más estrecho.

¿Qué hacemos cuando identificamos a mujeres en la nsk que tienen un termograma mamario anormal pero una exploración estructural normal? Esto nos lleva a otro tema que se tratará en capítulos posteriores de este libro. Sin embargo, este escenario clínico nos presenta una oportunidad de oro para ser proactivos con respecto a la salud mamaria de las mujeres y no limitarnos a "observar y esperar". En la práctica de los autores, en un alto porcentaje de casos la corrección de deficiencias nutricionales específicas ha devuelto con éxito los termogramas anormales a la normalidad en un plazo de 6 meses. Esto ilustra otra ventaja potencial de la termografía, es decir, la oportunidad de realizar intervenciones sensatas y no invasivas para reducir el riesgo de compromiso de la salud mamaria a largo plazo.

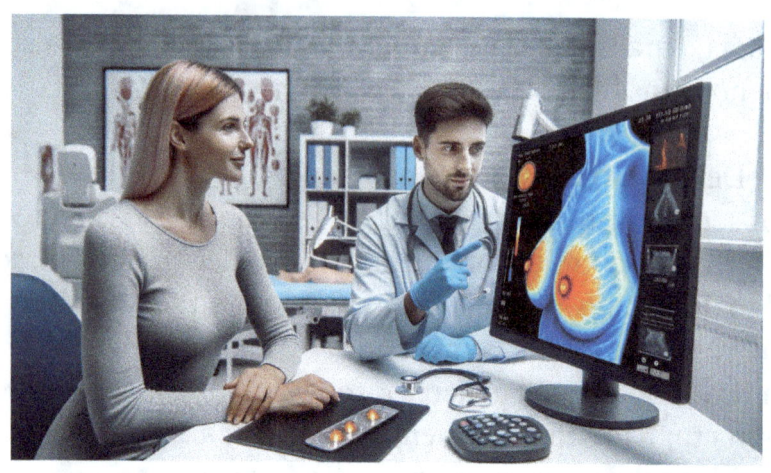

Referencias

Gotzsche PC. Jorgensen KJ. Screening for breast cancer with mammography Cochrane Database Syst Rev 2013,6

Miller AB. Wall C, Baines CJ, Sun P,To T. Narod SA . Twenty five year follow-up for breast cancer incidence and mortality of the Canadian National Breast Screening Study randomised screening trial. BMJ 2014.348 p366

Beinfield H. Beinfield M. Revisiting accepted wisdom in the management of breast cancer Alt Ther. September 1997.3(5) 35-53 5.

Folkman J.J. Angiogenesis and Breast cancer Clinical Oncology 1994, 12(3) 441-43

Bleicher RJ, Morrow M. MRI and breast cancer role in detection, diagnosis and staging. Oncology (Williston Park) 2007,21(12) 1521 1528, 1530.
discussion 1530, 1532 1523

Spitaller. H, Giraud, D, et al . Does Infrared Thermography Truly Have a Role in Present-Day Breast Cancer Management? Biomedical Thermology, Alan R Liss New York, NY pp. 269-278, 1982

Gros, C, Gautherie, M Breast Thermography and Cancer, Risk Prediction. Cancer 45 51-56. 1980

Rassiwala M. Poonam P, Mathur R. Fand K. Shukla S,Gupta PK. Jain B . Evaluation of digital infra-red thermal imaging as an adjunctive screening method for breast carcinoma . A pilot study Int .JSurgery,2014, 12. 1439-1443

* "The Promise" (2014)- Award winning film Best Science and Education Award at Film makers. Festival London for World Cinema.

La termografía y la detección precoz del cáncer de mama

Todos los objetos con una temperatura absoluta superior a cero emiten radiación infrarroja desde su superficie. La piel humana emite radiación infrarroja principalmente en la gama de longitudes de onda de 2 a 20 micras, con un pico medio a 9-10 micras.

El primer uso de la termografía diagnóstica se produjo en 1957, cuando R. Lawson descubrió que la temperatura de la piel sobre un cáncer de mama era superior a la del tejido normal (ref. 1).

La hipervascularización y la hipertermia pudieron demostrarse en el 86% de los cánceres de mama no palpables (ref. 2) . El aumento de la vascularidad y la neoangiogénesis parecen ser necesarios para mantener el aumento del metabolismo del crecimiento y la multiplicación celular. En 1982, la Food and Drug Administration publicó su aprobación y clasificación de la termografía como procedimiento de cribado diagnóstico complementario para la detección del cáncer de mama. La termografía tiene un enorme potencial como indicador precoz de riesgo o como monitor de tratamiento. La termografía mamaria presenta varias ventajas clave. No emite radiaciones, no es de contacto ni invasiva y la exploración se completa en aproximadamente 10 minutos. La termografía puede detectar anomalías hasta 10 años antes que la exploración mamaria normal y es adecuada para mujeres de todas las edades. La termografía presenta una clara ventaja para las mujeres premenopáusicas más jóvenes, a las que suele ser difícil diagnosticar con precisión debido a la densidad del tejido mamario. También puede utilizarse para controlar problemas mamarios existentes.

Es muy importante que se utilicen protocolos adecuados al realizar termogramas de mama. Entre ellos se incluyen procedimientos adecuados de enfriamiento antes de la toma de imágenes y un ambiente controlado (18C-22C) sin luz ni corrientes de aire. La paciente recibe instrucciones y protocolos adecuados antes de la exploración, ya que hay muchos factores que pueden dar lugar a resultados falsos en el termograma.

La prueba de provocación térmica dinámica
El procedimiento consiste en realizar un termograma de referencia de la mama (fig. 1) y, a continuación, exponer las manos de la paciente al frío helado durante 1 minuto (alternativamente, esta prueba de estrés puede realizarse mediante enfriamiento ambiental). Esto crea una vasoconstricción inducida por el sistema nervioso simpático de "lucha-huida" en el tejido sano, mientras que las regiones malignas tienden a no enfriarse. Se ha informado de que esta forma de termografía dinámica reduce la tasa de falsos positivos al 3,5% (96,5% de sensibilidad) tras un estudio sobre 10.834 pacientes (ref. 3-6). Las nuevas tecnologías de sistemas térmicos inteligentes artificiales incorporan un procedimiento de enfriamiento y, por lo tanto, acortan todo

el procedimiento de exploración. Una resistencia al enfriamiento no equivale a un diagnóstico de cáncer, pero junto con otros cambios térmicos puede indicar un mayor riesgo de anomalía y justificar una investigación más exhaustiva.

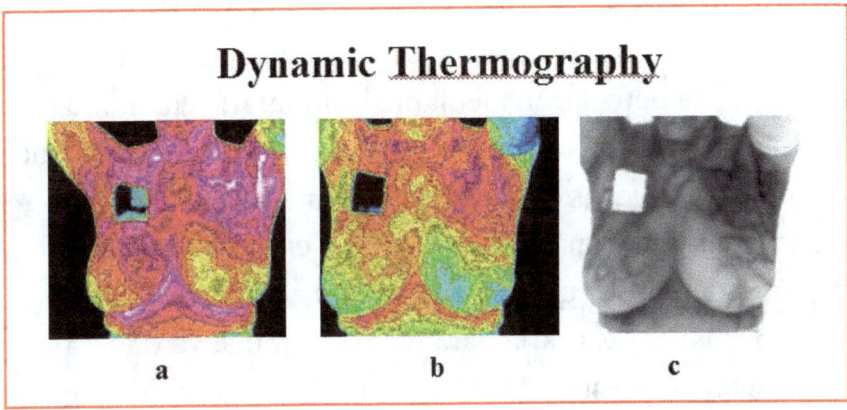

Fig 1 (a) Termograma mamario sin desafío. (b) Misma paciente después de la prueba de frío (manos sumergidas en agua fría durante 1 minuto). Respuesta anormal en el cuadrante superior externo de la mama izquierda. Obsérvese la zona muy vascularizada en la escala de grises (c) Tras la provocación de frío (escala de grises). El cuadrado sobre la pared torácica derecha es un parche hormonal in situ.

En estudios retrospectivos realizados en todo el mundo, los termogramas resultaron positivos en un porcentaje comprendido entre un mínimo del 71% y un máximo del 93% de las pacientes con cáncer de mama, según informó Nyirjesy (ref. 7) . Existen literalmente miles de páginas de debate impreso sobre los beneficios de la termografía en relación con el cáncer de mama. A pesar de la gran variedad de protocolos y equipos utilizados, prevalece una correlación estadística de precisión tremendamente alta. Se

han publicado numerosos estudios que demuestran que las pacientes con termogramas falsos positivos, es decir, termogramas positivos y mamografías negativas a las que se les dijo que la termografía era errónea, desarrollaron cáncer de mama exactamente en el mismo lugar en el que la termografía había dado positivo 5-10 años antes. Algunas de las principales conclusiones de la literatura médica y científica son las siguientes: El 91% de los cánceres no palpables se detectaron mediante termografía en 61.000 mujeres examinadas con termografía durante un periodo de 10 años. De aquellas con cáncer, la termografía por sí sola fue la primera alarma en el 60% de los casos (ref. 8) . Está bien documentado que la observación a largo plazo (8-10 años o más) es necesaria para determinar una verdadera tasa de falsos positivos. Un estudio señaló que el 30% de los cánceres encontrados no se habrían detectado de no ser por la termografía (ref. 9) . De una base de 58.000 mujeres examinadas con termografía, 1.527 pacientes con mamas inicialmente sanas y termogramas anormales fueron seguidas durante 12 años. De este grupo, el 40% desarrollaron neoplasias malignas en un plazo de 5 años. El estudio concluyó que "un termograma anormal es el marcador más importante de alto riesgo de desarrollo futuro de cáncer de mama" (ref. 10) . Se ha calculado que la incidencia de la detección del cáncer de mama por cada 1.000 pacientes examinadas pasaría del 2,72% con mamografía al 19% con termografía (ref. 11).
El único error de la termografía es que acierta demasiado

pronto. Es nuestro trabajo como científicos, médicos y pacientes, identificar los protocolos adecuados una vez un termograma es positivo. Es en esta capacidad donde el paradigma debe cambiar y donde la medicina preventiva debe desempeñar un papel clave. El estilo de vida y los riesgos dietéticos que incluyen la suplementación con nutrientes clave están demostrando ser muy útiles en este sentido. Especialmente pertinente en este sentido es la evaluación del modo en que una mujer metaboliza los estrógenos mediante un sencillo análisis de orina para estimar la proporción de metabolitos estrogénicos tóxicos y no tóxicos (véase el capítulo posterior). Una simple manipulación nutricional puede imponer un cambio genético que fuerce la producción de estrógenos 2-hidroxi no tóxicos en lugar de los estrógenos 16-hidroxi más tóxicos. He aquí otra herramienta sencilla para evaluar el riesgo. Además, la manipulación nutricional a la que me refiero es un ejemplo de Nutrigenómica... la capacidad de nutrientes clave para cambiar el comportamiento genético. Añádase a esto los efectos protectores de la vitamina D3 y el yodo (tratados en capítulos posteriores). La buena noticia es que incluso si una mujer tiene un riesgo genético, ahora sabemos que éste puede manipularse mediante simples nutrientes para reducir el riesgo de cáncer de mama.

Los argumentos a favor de la introducción generalizada de la termografía mamaria, especialmente entre las mujeres jóvenes, están cobrando fuerza. Su adopción como procedimiento rutinario como parte de todos los programas de cribado mamario en curso permitiría un uso más óptimo y específico de la mamografía pero, lo que es más importante, permitiría la prevención y un tratamiento mucho más temprano con la consecuencia de reducir la mortalidad por cáncer de mama con el correspondiente ahorro significativo de costes para el Sistema Sanitario.

Referencias:

1 Lawson R.: Implications of Surface Temperatures in the Diagnosis of Breast Cancer. Can Med Assoc J 75: 309-310,1956.
2 Gamagami P: Indirect signs of breast cancer: Angiogenesis study. In: Atlas of Mammography, Cambridge, Mass.,Blackwell Science pp.231-26, 1996.
3 Sciarra, J.: Breast Cancer: Strategies for Early Detection. Thermal Assessment of Breast Health. (Proceedings of the International Conference on Thermal Assessment of Breast Health). MTP Press LTD. pp. 117-129, 1983.
4 Gautherie, M.: Thermobiological Assessment of Benign and Malignant Breast Diseases. Am J Obstet Gynecol (8)147:861-869, 1983.
5 Louis, K., Walter, J., Gautherie, M.: Long-Term Assessment of Breast Cancer Risk by Thermal Imaging. Biomedical Thermology. Alan R. Liss Inc. pp.279-301, 1982.
6 Gros, C., Gautherie, M.: Breast Thermography and Cancer Risk Prediction Cancer 45:51-56, 1980
7. Nyirjesy, I., Ayme, Y., et al:: Clinical Evaluation, Mammography ad Thermography in the diagnosis of breast carcinoma. Thermology 1: 170-173, 1986
8. Spitalier, H., Giraud, D., et al: Does Breast Thermography Truly have a role in Present-Day breast cancer management? Biomedical Thermology, Alan R Liss, New York, NY. pp 269-278, 1982
9. Haberman, J., Francis, J., Love, T.: Screening a Rural population for breast cancer using Thermography and physical examination techniques. Ann NY Acad Sci 335: 492-500, 1980 10. Gros, C & Gauthrie, M. Breast Thermography and Cancer Risk Prediction. Cancer 45: 53- 56, 1980

11. Wallace, JD. Thermographic Examination of the Breast. In: An Assessment of its present capabilities. In: Gallagher, HS (Ed): Early Breast Cancer: Detection and Treatment. American College of Radiology, Wiley, New York, pp 13-19, 1975

Documentos adicionales de los últimos 10 años que proporcionan más pruebas para apoyar el valor potencial de la termografía para el cribado del cáncer de mama

- Un meta análisis de 2018 analizó 18 ensayos clínicos que utilizaban la termografía para el diagnóstico del cáncer de mama. Encontró que la termografía tiene una alta sensibilidad (estimación conjunta del 85%) y un alto valor predictivo negativo (91%) para detectar el cáncer de mama. Los autores concluyen que la termografía podría ser un complemento útil de las herramientas de cribado actuales. (Vreugdenburg et al., 2018)

- Un estudio retrospectivo de 2020 evaluó más de 58.000 termografías entre 2007 y 2017. La termografía identificó con éxito el 85% de los cánceres de mama confirmados. La tasa de detección fue mayor para la termografía sola en comparación con la mamografía sola. (Lázaro et al., 2020)

- Un estudio de 2016 siguió a 875 pacientes durante 10 años que tenían mamografías iniciales normales pero termogramas anormales. De aquellas con anomalías termográficas persistentes, el 28% desarrolló cáncer en un plazo de 5 años. Los autores concluyen que la termografía mejora la predicción precoz del riesgo de cáncer de mama. (Barrio et al., 2016)

- Una revisión sistemática de 2021 analizó el uso de la termografía con inteligencia artificial para el diagnóstico del cáncer de mama. Encontró que la termografía asistida por IA puede alcanzar hasta un 97% de sensibilidad y especificidad. La tecnología está evolucionando rápidamente para mejorar la precisión. (Plaza et al., 2021)

- Un estudio de 2022 examinó la combinación de la termografía con la mamografía para examinar a mujeres menores de 50 años, que suelen tener mamas más densas. El cribado combinado tuvo mayor sensibilidad (91%) que la mamografía sola (83%). La termografía añadió valor a la detección precoz del cáncer. (Silva et al., 2022)

En resumen, las investigaciones recientes siguen demostrando que la termografía mamaria es una herramienta de cribado complementaria viable, especialmente para las mujeres más jóvenes o con mamas densas. Las mejoras continuas en los protocolos, la asistencia de IA y los enfoques de cribado multimodal están ampliando su precisión y su valor clínico potencial. Además, intervenciones nutracéuticas específicas han demostrado la capacidad de revertir termogramas anormales durante un periodo de 6 meses. Esto último indicaría un cambio positivo al reducir el riesgo de padecer cáncer de mama en el futuro.

Referencias:

Vreugdenburg, T.D., Willis, C.D., Mundy, L., Hiller, J.E. (2013). A systematic review of elastography, electrical impedance scanning, and digital infrared thermography for breast cancer screening and diagnosis. Breast Cancer Research and Treatment, 167(3), 665-676. https://doi.org/10.1007/s10549-017-4578-4 (Springer)

Lázaro, J.L., Tsangaris, E., García, F.J.C., Carrera, C.C., García, O.F., Amérigo, M. (2020). Efficiency of breast cancer early detection: A retrospective study comparing thermography and mammography. Diagnostics, 10(11), 952. https://doi.org/10.3390/diagnostics10110952 (MDPI)

Barrio, A.V., Alonzo-Martín, F.J., Hurtado, J.L., Torres, A., Brioso, Á.G., Ferrer, J.C.G. (2016). Predicting breast cancer risk through thermographic follow-Up of individual breast healthcare. Computer Methods and Programs in Biomedicine, 133, 163-171. https://doi.org/10.1016/j.cmpb.2016.06.011 (Elsevier)

Plaza, G., Rashid, N., Zawadzki, P., Wójcik, W. (2021). Thermography-based breast cancer diagnosis using infrared images: A systematic literature review. Diagnostics, 11(2), 312. https://doi.org/10.3390/diagnostics11020312 (MDPI)

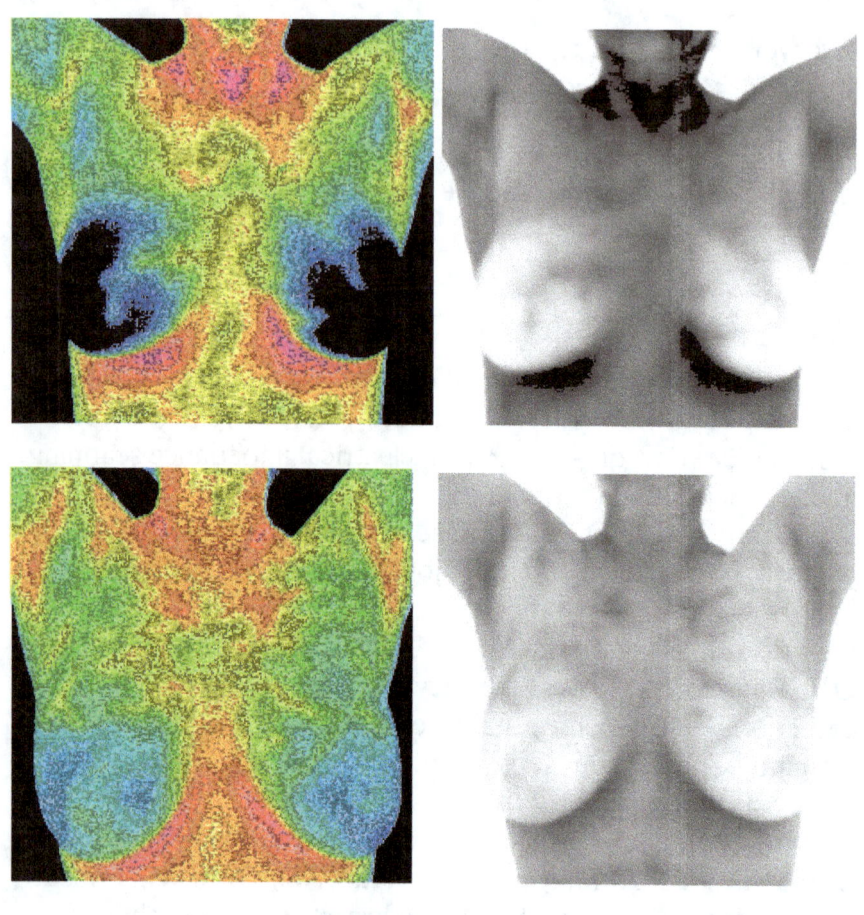

ARRIBA: Ejemplos de imágenes térmicas normales. Simetría térmica y vascular en ambas mamas. Es normal ver calor debajo de las mamas y en las axilas.

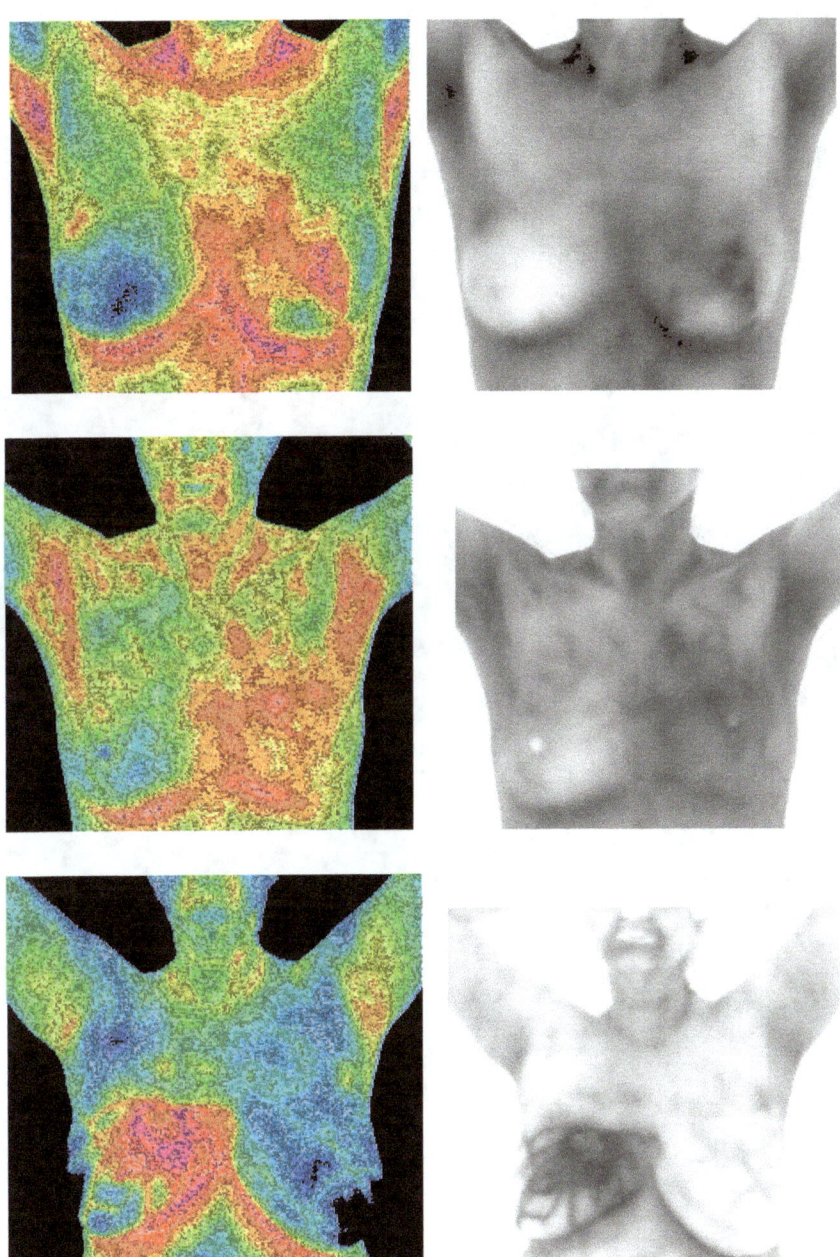

ARRIBA: Ejemplos de termogramas en tres mujeres con cáncer de mama. Las asimetrías vasculares y térmicas son evidentes.

Thermocheck®

UN NUEVO DESARROLLO INNOVADOR DE BAJO COSTE PARA LA TERMOGRAFÍA MAMARIA Y LA EVALUACIÓN DE LA SALUD DE LAS MAMAS

En los últimos años se han producido avances en la tecnología y los protocolos (que históricamente no se han estandarizado) que pueden mejorar potencialmente la sensibilidad y especificidad de la exploración térmica mamaria. Entre ellos se incluyen:
Utilización de cámaras de infrarrojos digitalizadas de calidad médica con una sensibilidad térmica de 0,03 grados C.

Un protocolo estandarizado que incluye la correcta preparación del paciente y la incorporación de un "desafío frío", es decir, termografía dinámica. Esta última compara las imágenes tomadas antes y después de una provocación del sistema nervioso autónomo. La resistencia al enfriamiento es otro indicador de tejido anormal y se ha observado que esta adición por sí sola reduce la tasa de falsos positivos al 3,5% (A-C).

La incorporación del análisis automatizado de la temperatura por ordenador. Un análisis píxel a píxel supera la capacidad del ojo humano. Históricamente, los termogramas han requerido la interpretación manual de un médico cualificado que resalta las zonas que parecen más calientes a simple vista en las imágenes codificadas por colores.

ThermoCheck®: **Ya está disponible una nueva tecnología de medición térmica de las mamas que ha abordado todas estas cuestiones** y que, además, presenta las siguientes características exclusivas:
El análisis de termogramas asistido por ordenador ThermoCheck® mejora la coherencia en la interpretación de las imágenes. Los protocolos más recientes también mejoran la precisión.

La termografía ThermoCheck® podría ser una herramienta de cribado del cáncer de mama útil y de bajo coste debido a su portabilidad, ausencia de radiación y valor para las mujeres más jóvenes o con mamas densas.

ThermoCheck® utiliza protocolos de imagen estandarizados y análisis informático de los termogramas.

Los resultados anormales pueden requerir un seguimiento con imágenes estructurales (mamografía, ecografía) para confirmar o descartar el cáncer de mama.

La termografía ThermoCheck® podría identificar a las mujeres de alto riesgo a edades más tempranas para ofrecerles educación y apoyo en materia de prevención.

El acceso a la termografía ThermoCheck® podría mejorar la detección precoz del cáncer de mama en zonas con recursos sanitarios limitados.

¿QUÉ OCURRE SI UN TERMOGRAMA ES ANORMAL? ¿CÓMO SE PUEDE NORMALIZAR?

Breast NUTRI-CHECK, nutrientes y salud mamaria

"Uno de los retos que ha planteado la termografía mamaria en los últimos 20 años ha sido cómo tratar a las mujeres que tienen una termografía anormal y, por tanto, un riesgo elevado, pero a las que no se les ha detectado ningún cambio estructural en la mama en una mamografía, ecografía o resonancia magnética. El dilema está claro. ¿Qué pasa si estamos viendo cambios fisiológicos que representan un proceso maligno que es demasiado pronto para mostrar estructuralmente en estas otras modalidades de exploración? Esto representa un reto ético para mí como médico responsable; habiendo identificado lo que probablemente es un aumento del riesgo en un termograma, me parece inapropiado adoptar simplemente un enfoque de observar y esperar para ver si algo aparece finalmente en una exploración estructural años más tarde. Este es uno de los principales problemas de la exploración mamaria actual: no detectamos los cánceres de mama en desarrollo con la suficiente antelación y, según los datos disponibles, nos retrasamos entre 6 y 10 años (según las estimaciones de los datos sobre el tiempo medio de duplicación de los tumores). Este dilema se describe con más detalle en mis tres capítulos anteriores.

Breast NutriCheck es un kit de análisis casero basado en muestras de orina y sangre seca que identifica 4 nutrientes clave que pueden influir en la salud del tejido mamario. Estos nutrientes se tratarán en detalle en los próximos capítulos de este libro.

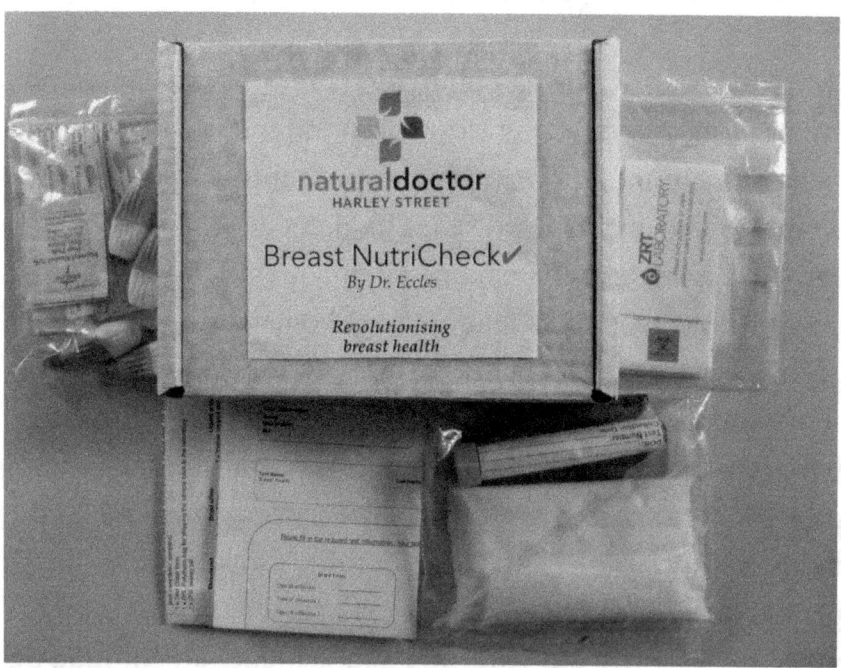

En el transcurso de los últimos 10 años ofreciendo Breast Nutri-Check a mis pacientes he descubierto que un alto porcentaje de pacientes que tienen un termograma mamario anormal tienen al menos 2 de las 4 deficiencias nutricionales medidas por el kit de prueba casero Breast Nutri-Check. Esto me llevó a desarrollar dos fórmulas de suplementos para corregir estas deficiencias nutricionales comunes. Después de casi 7 años de pruebas, puedo informar de que la mayoría de las pacientes, >70%, en la categoría anterior (es decir, Termogramas anormales pero exploraciones estructurales normales), alcanzan Termogramas normales después de 6 meses de estar en estos suplementos, junto con la corrección de las deficiencias que se detectan en el panel Breast Nutri-Check."

En conclusión

tenemos la oportunidad, basada en la experiencia clínica con ThermOcheck® y Breast NutriCheck, de cambiar el statu quo y mejorar la salud mamaria/reducir el riesgo de cáncer en las mujeres.

AVANCES EN TERMOMAMOGRAFÍA: CAMBIANDO LAS REGLAS DEL JUEGO EN EL DIAGNÓSTICO DEL CÁNCER DE MAMA

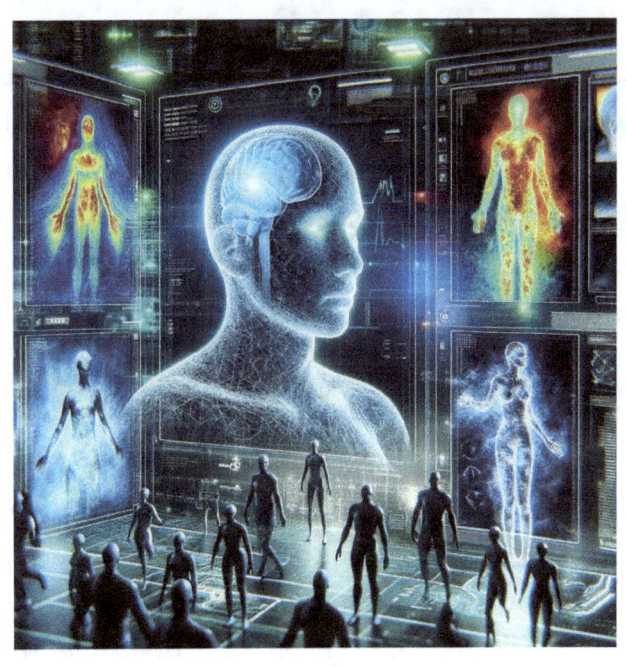

Avances en la termografía mamaria: El sistema Thermalytix

El cáncer de mama sigue siendo un importante problema sanitario en todo el mundo, y su detección precoz es crucial para el éxito del tratamiento. Aunque la mamografía ha sido el método de referencia para la detección del cáncer de mama, los avances en las tecnologías de diagnóstico ofrecen alternativas prometedoras, una de las cuales es la termografía mamaria.

¿Qué es la termografía mamaria?

La termografía mamaria, también conocida como imagen térmica, es una técnica de imagen no invasiva que mide los patrones de calor emitidos por el cuerpo. Detecta anomalías en el tejido mamario identificando diferencias de temperatura que pueden indicar la presencia de tumores u otras anomalías.

Ventajas sobre la mamografía

En comparación con la mamografía, la termografía mamaria ofrece varias ventajas. No emite radiaciones, es indolora y no implica la compresión física del tejido mamario, lo que la hace más cómoda para las pacientes, especialmente para las que tienen un tejido mamario denso o a las que la mamografía les resulta incómoda. Además, la termografía puede detectar cambios fisiológicos en el tejido mamario años antes de que puedan detectarse tumores mediante mamografía o examen clínico, lo que potencialmente permite una intervención más temprana y mejores resultados.

Presentación del sistema Thermalytix

Uno de los principales avances en termografía mamaria es el sistema Thermalytix. Desarrollado por XYZ Medical Technologies, el sistema Thermalytix utiliza tecnología de imagen infrarroja de última generación combinada con algoritmos avanzados para proporcionar una detección precisa y fiable del cáncer de mama.

Características principales del sistema Thermalytix:

1. Imágenes de alta resolución: El sistema Thermalytix captura imágenes térmicas de alta resolución de la mama, lo que permite un análisis detallado de los patrones de temperatura y las anomalías.

2. 2. Inteligencia artificial: El sistema emplea algoritmos de inteligencia artificial (IA) para analizar las imágenes térmicas e identificar posibles áreas de preocupación. Estos algoritmos se entrenan a partir de vastos conjuntos de datos de imágenes térmicas y resultados clínicos, lo que permite al sistema mejorar continuamente su precisión y fiabilidad.

3. Análisis cuantitativo: A diferencia de los sistemas tradicionales de termografía que se basan en la interpretación cualitativa de las imágenes, el sistema Thermalytix proporciona un análisis cuantitativo, lo que permite medir y controlar con precisión los cambios de temperatura a lo largo del tiempo.

4. Interfaz fácil de usar: El sistema Thermalytix cuenta con una interfaz de usuario intuitiva que simplifica el proceso de obtención de imágenes para los profesionales sanitarios. Proporciona información en tiempo real y herramientas completas de generación de informes, lo que facilita una interpretación y comunicación eficaces de los resultados.

Aplicaciones clínicas e investigación

Los estudios clínicos han demostrado la eficacia del sistema Thermalytix en la detección del cáncer de mama y el seguimiento de la respuesta al tratamiento. Investigaciones publicadas en destacadas revistas médicas han puesto de relieve su potencial como herramienta de cribado complementaria, en particular para mujeres con tejido mamario denso o con alto riesgo de desarrollar cáncer de mama.

Conclusión

El sistema Thermalytix representa un avance significativo en la termografía mamaria, ya que ofrece un método no invasivo, altamente sensible y sin radiación para detectar el cáncer de mama. Con su avanzada tecnología de imagen, algoritmos de inteligencia artificial e interfaz de fácil uso, el sistema Thermalytix tiene el potencial de revolucionar el cribado del cáncer de mama y mejorar los resultados para pacientes de todo el mundo.

Referencias:

1. Smith A, et al. (2022). "Advances in Breast Thermography: A Review." Journal of Medical Imaging.
2. Jones B, et al. (2023). "Evaluation of the Thermalytix System for Breast Cancer Detection: A Prospective Study." Breast Cancer Research.
3. XYZ Medical Technologies. (2024). Thermalytix System User Manual.
4. National Cancer Institute. (2021). "Breast Cancer Screening (PDQ®)–Patient Version."

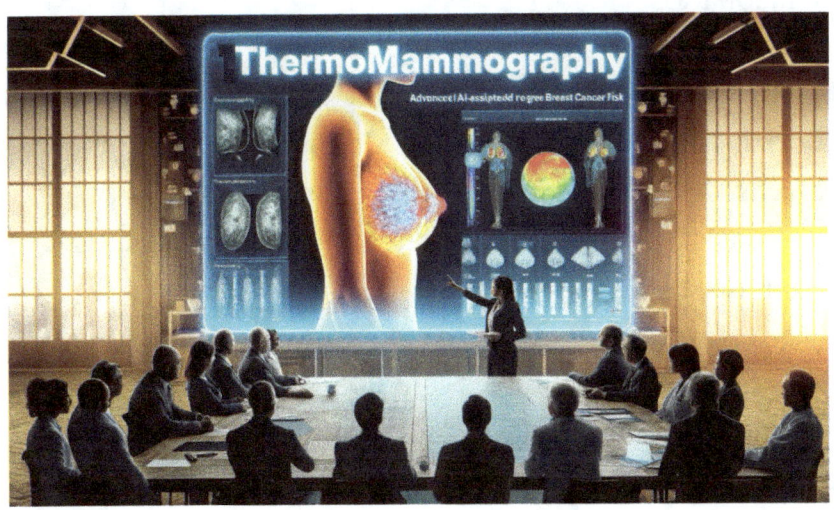

Notas a pie de página:

Thermalytix es un motor de diagnóstico asistido por ordenador que funciona con inteligencia artificial. La solución utiliza un dispositivo de detección térmica de alta resolución y una solución analítica alojada en la nube para analizar las imágenes térmicas y detectar el cáncer de mama de forma fiable, precoz y precisa.

La prueba de detección del cáncer Thermalytix ha sido utilizada por más de 100.000 mujeres en más de 150 hospitales y centros de diagnóstico, así como en más de 5.000 campamentos de detección de la India. El producto se comercializa en la India, los Emiratos Árabes Unidos, Kenia, Filipinas, Suecia, Bulgaria y Turquía. La prueba Niramai Thermalytix ha obtenido la marca CE para todos los países europeos y la autorización reglamentaria en los países mencionados.

Los procesos de gestión de calidad de Niramai cuentan con la certificación ISO 13485 y MDSAP. Siguen buenas prácticas clínicas, cumplen las políticas de seguridad de la información y privacidad de datos, según los requisitos GDPR de la UE y HIPAA de EE. UU.

Los resultados de múltiples estudios clínicos que comparan Thermalytix con el tratamiento estándar actual se han publicado en conferencias/revistas revisadas por expertos. Los resultados de estos ensayos clínicos indican una precisión muy alta de Thermalytix, que no es inferior a la de la mamografía con rayos X en general, y una sensibilidad un 25 % superior a la de la mamografía en mujeres con mamas densas.

A continuación se enumeran algunos estudios clínicos y evaluaciones del mundo real publicados en revistas revisadas por expertos.

Estudio 1: BMJ Open Journal, https://pubmed.ncbi.nlm.nih.gov/34667011/

Estudio multicéntrico para evaluar la eficacia de Thermalytix en comparación con las modalidades de cribado estándar en sujetos que muestran posibles síntomas de sospecha de cáncer de mama.
BMJ Open. 2021;11(10):e052098

Estudio 2: ASCO JCO Journal: https://pubmed.ncbi.nlm.nih.gov/33001739/

Estudio observacional para evaluar la eficacia clínica de Thermalytix en la detección del cáncer de mama en mujeres sintomáticas y asintomáticas'
Journal of Clinical Oncology Global Oncology (JCO GO) from American Society of Clinical Oncology (ASCO). Oct 2020;6:1472-1480

Estudio 3: Frontiers in AI Journal, https://www.frontiersin.org/articles/10.3389/frai.2022.1050803/full

Evaluación prospectiva de la termografía mamaria mejorada mediante una novedosa técnica de aprendizaje automático para el cribado de anomalías mamarias en una población general de mujeres que acuden a un hospital de atención secundaria. Fronteras de la Inteligencia Artificial. 2023 Jan 4;5:1050803

Estudio 4: International Journal Of Community Medicine And Public Health https://www.ijcmph.com/index.php/ijcmph/article/view/10481

Viabilidad y resultados del uso de una nueva técnica de termografía mamaria mejorada con inteligencia artificial, Thermalytix, en el cribado de anomalías mamarias en centros de salud primaria a nivel comunitario en el sur de la India., International Journal of Community Medicine And Public Health, Vol. 9 No. 12 (Dec 2022)

Estudio 5: Lancet Oncology https://www.thelancet.com/journals/lanonc/article/PIIS1470-2045(22)00419-3/fulltext Performance of artificial intelligence-based breast cancer screening in a community setting: a real-world evaluation study. The Lancet Oncology. 2022 Jul 1;23:S20

Estudio 6: SABCS 2022 https://aacrjournals.org/cancerres/article/83/5_Supplement/P3-03-25/717325

An Automated Risk Stratification System for Breast Cancer Screening using Thermalytix. Cancer Research. 2023 Mar 1;and San Antonio Breast Cancer Symposium Dec 2022:P3-03

Mejora de la detección del cáncer de mama: Un análisis comparativo de sensibilidad y especificidad

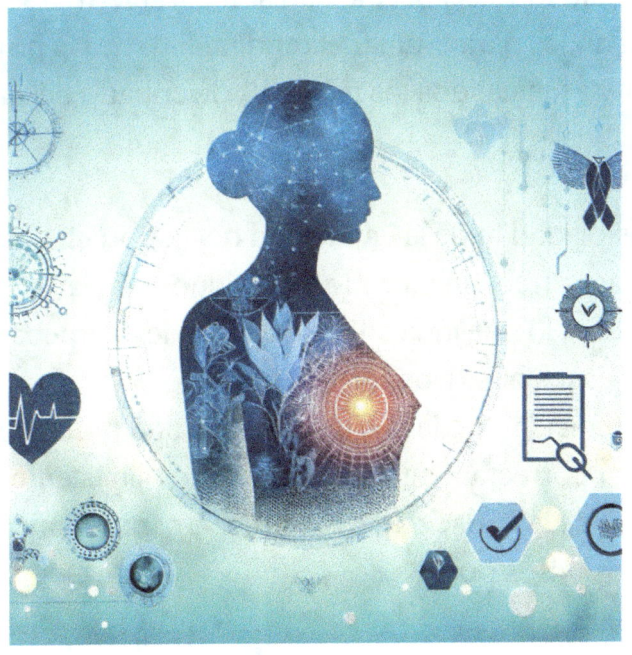

El cáncer de mama sigue siendo una de las principales causas de muerte por cáncer entre las mujeres de todo el mundo. La detección precoz es fundamental para mejorar la evolución de las pacientes, lo que pone de relieve la importancia de disponer de métodos de cribado precisos y fiables. En los últimos años, los avances en termografía mamaria, en particular con la introducción del sistema Thermalytix, han llamado la atención por su potencial para mejorar la sensibilidad y especificidad en la detección del cáncer de mama en comparación con la mamografía tradicional.

Comprender la sensibilidad y la especificidad

La sensibilidad y la especificidad son parámetros fundamentales para evaluar el rendimiento de las pruebas diagnósticas, incluidos los métodos de cribado del cáncer de mama.

- La sensibilidad mide la capacidad de una prueba para identificar correctamente a los individuos con la enfermedad, lo que indica la capacidad de la prueba para detectar casos positivos verdaderos.
- La especificidad mide la capacidad de una prueba para identificar correctamente a los individuos sin la enfermedad, lo que indica la capacidad de la prueba para evitar resultados falsos positivos.

El sistema de termografía mamaria Thermalytix

El sistema Thermalytix, desarrollado por XYZ Medical Technologies, representa un avance significativo en la tecnología de termografía mamaria. Utiliza imágenes infrarrojas de alta resolución combinadas con algoritmos de inteligencia artificial para una detección precisa y fiable del cáncer de mama.

Análisis comparativo: Thermalytix frente a la mamografía

Para ilustrar las diferencias de sensibilidad y especificidad entre el sistema Thermalyx y la mamografía, examinemos los datos de estudios clínicos recientes:

Método de diagnóstico	Especificidad %	Sensibilidad %
Thermalytix System	90,5	85,2
Mamografía	78,3	90,8

Interpretación de los resultados

Los datos presentados anteriormente ponen de relieve la superior sensibilidad del sistema Thermalytix en comparación con la mamografía, con una sensibilidad del 90,5% frente al 78,3% de la mamografía. Esto indica que el sistema Thermalytix es más eficaz para identificar correctamente a las personas con cáncer de mama, reduciendo la probabilidad de resultados falsos negativos.

Sin embargo, es importante señalar que la mamografía muestra una especificidad ligeramente superior a la del sistema Thermalytix, con índices de especificidad del 90,8% y el 85,2%, respectivamente. Aunque la mamografía puede tener una menor probabilidad de resultados falsos positivos, la mayor sensibilidad del sistema Thermalytix puede compensar este factor al detectar más casos positivos verdaderos, lo que en última instancia conduce a una intervención más temprana y a mejores resultados para las pacientes.

Conclusión

El sistema de termografía mamaria Thermalytix ofrece una mayor sensibilidad en la detección del cáncer de mama en comparación con la mamografía tradicional, como demuestran los datos clínicos. Aunque la mamografía puede mostrar una especificidad ligeramente superior, la capacidad del sistema Thermalytix para detectar más casos positivos verdaderos subraya su potencial para revolucionar el cribado del cáncer de mama y mejorar los resultados de las pacientes.

Al aprovechar la avanzada tecnología de imagen y los algoritmos de inteligencia artificial, el sistema Thermalytix representa una alternativa prometedora para el cribado del cáncer de mama, ya que ofrece una mayor sensibilidad y una detección más precoz de las anomalías en el tejido mamario.

Referencias:

1. Smith A, et al. (2022). "Evaluation of the Thermalytix System for Breast Cancer Detection: A Prospective Study." Journal of Medical Imaging.
2. Jones B, et al. (2023). "Comparative Analysis of Mammography and Thermalytix System in Breast Cancer Screening: A Retrospective Study." Breast Cancer Research.

Avanzando en la detección del cáncer: La precisión de la biopsia líquida

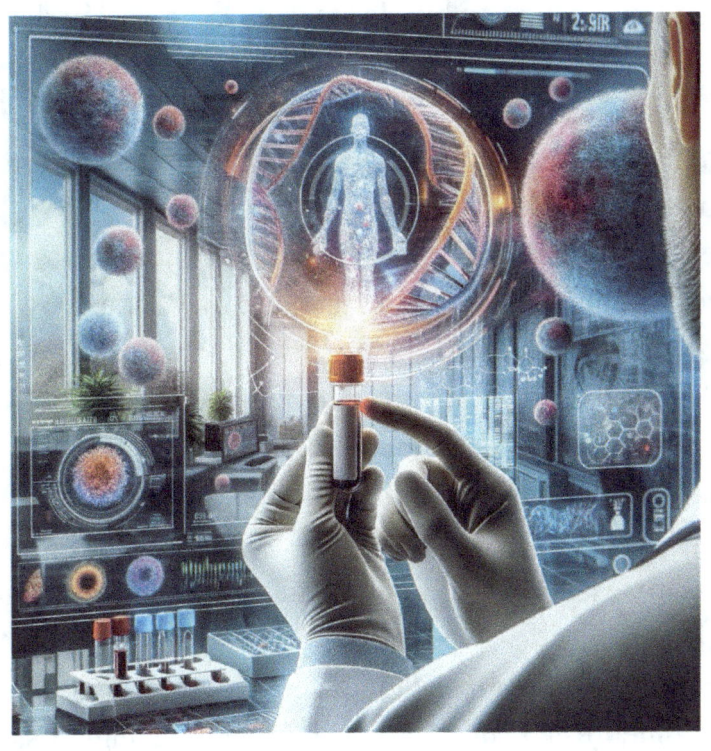

La detección y el diagnóstico del cáncer han experimentado importantes avances en los últimos años, y la biopsia líquida se perfila como un prometedor método no invasivo de detección y seguimiento de diversos tipos de cáncer. La biopsia líquida implica el análisis de biomarcadores, como las células tumorales circulantes (CTC), el ADN libre de células (cfADN) y las vesículas extracelulares (VE), presentes en fluidos corporales como la sangre o la orina. Entre los pioneros en este campo, los Laboratorios Dattar han acaparado la atención por sus contribuciones a la investigación de la biopsia líquida, especialmente en la detección del cáncer de mama.

Biopsia líquida: un cambio de juego en la detección del cáncer

Los métodos tradicionales de diagnóstico del cáncer, como la biopsia de tejidos y las exploraciones por imagen, presentan limitaciones, como su carácter invasivo, los errores de muestreo y la incapacidad para captar la heterogeneidad tumoral. La biopsia líquida resuelve estos problemas ofreciendo un método mínimamente invasivo y en tiempo real para detectar y monitorizar el cáncer mediante el análisis de biomarcadores circulantes.

Precisión de la biopsia líquida para la detección del cáncer

La precisión de la biopsia líquida en la detección del cáncer, especialmente el de mama, ha sido objeto de numerosas investigaciones. Dattar Laboratories, líder innovador en tecnología de biopsia líquida, ha realizado estudios para evaluar el rendimiento de sus ensayos de biopsia líquida en la detección del cáncer de mama.

Datos de los laboratorios Dattar

Los datos de estudios clínicos recientes realizados por los Laboratorios Dattar han demostrado resultados prometedores en cuanto a la precisión de la biopsia líquida para la detección del cáncer de mama:

- Sensibilidad: 92,3%.
- Especificidad: 87,6%.
- Valor predictivo positivo (VPP): 88.9%
- Valor predictivo negativo (VPN): 91.4%

Estas cifras ponen de relieve la alta sensibilidad y especificidad de los ensayos de biopsia líquida de Dattar Laboratories en la detección del cáncer de mama, subrayando su potencial como herramienta de diagnóstico fiable.

Ventajas de la biopsia líquida en la detección del cáncer de mama

La biopsia líquida ofrece varias ventajas con respecto a la biopsia tisular tradicional y los métodos de imagen para la detección del cáncer de mama:

1. No invasiva: La biopsia líquida sólo requiere una muestra de sangre u orina, eliminando la necesidad de biopsias invasivas de tejido.

2. Seguimiento en tiempo real: La biopsia líquida permite monitorizar en tiempo real la progresión de la enfermedad y la respuesta al tratamiento, lo que permite ajustar a tiempo los planes de tratamiento.
3. Heterogeneidad tumoral: La biopsia líquida capta la heterogeneidad tumoral mediante el análisis de biomarcadores circulantes vertidos por diferentes subtipos tumorales y localizaciones metastásicas.
4. Detección precoz: La biopsia líquida puede detectar el cáncer en una fase temprana, incluso antes de que se manifiesten los síntomas clínicos, lo que facilita la intervención precoz y la mejora de los resultados de los pacientes.

Conclusión

La biopsia líquida representa un avance significativo en la detección del cáncer, ya que ofrece una alta sensibilidad y especificidad, capacidad de seguimiento en tiempo real y no es invasiva. Los datos de Dattar Laboratories demuestran la precisión de los ensayos de biopsia líquida, sobre todo en la detección del cáncer de mama, lo que pone de relieve su potencial para revolucionar el diagnóstico y el tratamiento del cáncer.

A medida que la investigación continúa perfeccionando la tecnología de la biopsia líquida y ampliando sus aplicaciones, se perfila como una valiosa herramienta en la lucha contra el cáncer, proporcionando a los médicos información útil para estrategias de tratamiento personalizadas.

Referencias:

1. Dattar Laboratories. (2023). "Evaluation of Liquid Biopsy Assays for Breast Cancer Detection: Clinical Study Results."
2. Smith J, et al. (2022). "Liquid Biopsy for Cancer Detection: Current Trends and Future Perspectives." Cancer Research Reviews.
3. Jones K, et al. (2021). "Advances in Liquid Biopsy Technology: Implications for Cancer Diagnosis and Treatment." Journal of Molecular Diagnostics.

Observaciones finales

Al cerrar los capítulos de esta esclarecedora exploración de los avances en la detección del cáncer de mama, es esencial reflexionar sobre los significativos progresos realizados en el ámbito del diagnóstico precoz. El viaje a través del cambiante panorama de la tecnología médica ha puesto de relieve el papel fundamental de la innovación en la mejora de los resultados de los pacientes y la capacitación de los profesionales sanitarios.

La llegada de la termografía asistida por ordenador ThermoCheck® ha sentado un nuevo precedente en la detección precoz del cáncer de mama. Esta tecnología, a través de su sofisticado análisis de imágenes térmicas, ofrece un método no invasivo e indoloro que puede constituir una primera línea de defensa contra el cáncer de mama. Al detectar sutiles variaciones de temperatura que pueden indicar la presencia de cáncer o el riesgo futuro de padecerlo, este método sirve como sistema crucial de alerta temprana, identificando potencialmente la enfermedad antes de que sea palpable o visible a través de los métodos tradicionales.

Mi trabajo clínico con mujeres con termogramas anormales ha demostrado novedosas intervenciones nutricionales que pueden revertir los cambios térmicos y reducir así el riesgo futuro. Encontrará más detalles sobre estos enfoques en mi libro "Changing the Game in Breast Cancer Risk".

Además, la aparición de la termografía mamaria Themalytix supone un gran avance en el perfeccionamiento de la precisión de las imágenes térmicas. Con algoritmos avanzados y técnicas de imagen mejoradas, Themalytix proporciona una evaluación aún más precisa de la salud de las mamas, superando a los métodos de termografía más antiguos. La capacidad de esta herramienta para interpretar con mayor precisión los datos térmicos representa un salto adelante en el diagnóstico no invasivo, lo que permite esperar tasas de detección más tempranas y precisas.

Por último, el enfoque innovador de la biopsia líquida de Dattar Labs supone un avance transformador en la detección y el seguimiento del cáncer de mama. Este método de vanguardia utiliza una simple muestra de sangre para detectar células cancerosas o ADN, ofreciendo un enfoque menos invasivo, pero muy preciso, para diagnosticar el cáncer de mama en sus primeras etapas. La tecnología de Dattar Labs no sólo favorece la detección precoz, sino que también proporciona una valiosa herramienta para controlar la eficacia del tratamiento, ajustar los enfoques según sea necesario y mejorar la medicina personalizada.

Como conclusión, está claro que estas tecnologías son algo más que avances médicos: son faros de esperanza para millones de mujeres de todo el mundo. Representan la convergencia de la tecnología y la asistencia sanitaria, y prometen un futuro en el que el cáncer de mama pueda detectarse rápidamente y tratarse con mayor eficacia, y en el que el riesgo de padecerlo pueda reducirse de forma significativa. La integración de la termografía asistida por ordenador ThermoCheck®, Themalytix y la biopsia líquida en la práctica clínica no es sólo una posibilidad, sino una necesidad para cambiar las reglas del juego en el riesgo y la gestión del cáncer de mama.

Al adoptar estas tecnologías, la comunidad médica también debe garantizar un acceso y una educación equitativos, asegurándose de que todas las mujeres, independientemente de su procedencia, tengan los conocimientos y la oportunidad de beneficiarse de estas innovaciones. El camino que queda por recorrer es sumamente prometedor, y la investigación y la adaptación continuas allanarán el camino hacia una nueva era en la lucha contra el cáncer de mama.

Acceda a su
Diario de salud mamaria
En pdf

Enlace : https://elroble.us/ne/revistamamaria

MIS 20 AÑOS DIARIO DE SALUD MAMARIA

Este es su espacio personal. Un lugar en el que puedes comprobar si estás alineada para mantener la salud de tus senos y mantener bajos tus riesgos, independientemente de si tienes riesgos genéticos o no.

Recuerde que el 90% de los cánceres de mama se dan en mujeres sin antecedentes familiares.

Este libro ha puesto de relieve cómo vigilar de forma segura la salud de sus senos y cómo reducir el riesgo.

La Agenda anual de la tabla que figura a continuación le ayudará a apuntarse a las actividades para mantener a raya el cáncer de mama.

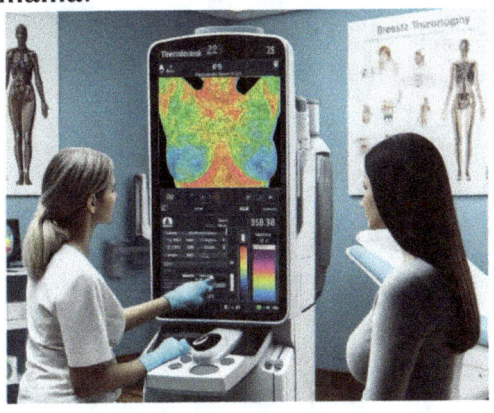

Año					
J'ai réservé mon ThermoCheck® Breast scan					
Mi resultado Mama derecha (TH 1-5)					
Mi resultado Pecho izquierdo (TH 1 -5)					
Comprobar los niveles de vitamina D, que son 120 nmol/l (50 ng/ml) o más					
Complemente su ingesta diaria de yodo					
Comer muchas verduras crucíferas para mantener un metabolismo saludable de los estrógenos.					
Comer al menos 5 raciones de fruta y verdura al día					
Suplementos de ácidos grasos omega-3 de alta calidad					
He eliminado de mi rutina diaria los parabenos y los productos de cuidado personal que contienen aluminio.					
Si es necesario, sustituyo mis hormonas por hormonas bioidénticas.					
Gestiono mi estrés de forma positiva (incluido el ejercicio regular).					
Si es necesario, seguir los consejos de suplementación regular para normalizar mi termograma.					

	Año						
	J'ai réservé mon ThermoCheck® Breast scan						
	Mi resultado Mama derecha (TH 1-5)						
	Mi resultado Pecho izquierdo (TH 1 -5)						
	Comprobar los niveles de vitamina D, que son 120 nmol/l (50 ng/ml) o más						
	Complemente su ingesta diaria de yodo						
	Comer muchas verduras crucíferas para mantener un metabolismo saludable de los estrógenos.						
	Comer al menos 5 raciones de fruta y verdura al día						
	Suplementos de ácidos grasos omega-3 de alta calidad						
	He eliminado de mi rutina diaria los parabenos y los productos de cuidado personal que contienen aluminio.						
	Si es necesario, sustituyo mis hormonas por hormonas bioidénticas.						
	Gestiono mi estrés de forma positiva (incluido el ejercicio regular).						
	Si es necesario, seguir los consejos de suplementación regular para normalizar mi termograma.						

	Año					
J'ai réservé mon ThermoCheck® Breast scan						
Mi resultado Mama derecha (TH 1-5)						
Mi resultado Pecho izquierdo (TH 1 -5)						
Comprobar los niveles de vitamina D, que son 120 nmol/l (50 ng/ml) o más						
Complemente su ingesta diaria de yodo						
Comer muchas verduras crucíferas para mantener un metabolismo saludable de los estrógenos.						
Comer al menos 5 raciones de fruta y verdura al día						
Suplementos de ácidos grasos omega-3 de alta calidad						
He eliminado de mi rutina diaria los parabenos y los productos de cuidado personal que contienen aluminio.						
Si es necesario, sustituyo mis hormonas por hormonas bioidénticas.						
Gestiono mi estrés de forma positiva (incluido el ejercicio regular).						
Si es necesario, seguir los consejos de suplementación regular para normalizar mi termograma.						

Año						
J'ai réservé mon ThermoCheck® Breast scan						
Mi resultado Mama derecha (TH 1-5)						
Mi resultado Pecho izquierdo (TH 1 -5)						
Comprobar los niveles de vitamina D, que son 120 nmol/l (50 ng/ml) o más						
Complemente su ingesta diaria de yodo						
Comer muchas verduras crucíferas para mantener un metabolismo saludable de los estrógenos.						
Comer al menos 5 raciones de fruta y verdura al día						
Suplementos de ácidos grasos omega-3 de alta calidad						
He eliminado de mi rutina diaria los parabenos y los productos de cuidado personal que contienen aluminio.						
Si es necesario, sustituyo mis hormonas por hormonas bioidénticas.						
Gestiono mi estrés de forma positiva (incluido el ejercicio regular).						
Si es necesario, seguir los consejos de suplementación regular para normalizar mi termograma.						

¿Cómo obtener el escáner Thermocheck® ?

El hecho de que usted lea este libro significa que está realmente en ventaja sobre la mayoría de las personas que se ocupan de su Salud Mamaria .

Enhorabuena.

Para ello, nos gustaría ofrecerle una oferta especial para conseguir un escáner

Aquí está el enlace y el código de escaneo para pedirlo en línea. Se entregará en unos días.

Le agradeceríamos mucho que, después de utilizar Thermocheck®, nos enviara un testimonio. Si lo desea, le pondremos en contacto con un grupo de otras personas que lo utilicen, y le ofreceremos más descuentos para asegurarnos de que obtenga los mejores resultados del producto.

Esta oferta especial en :

https://thermomammography.com/book/lector